Anweisung
zur
zweckmäßigen Behandlung
und
Rettung der Scheintodten
oder
durch plötzliche Zufälle
verunglückter Personen,

herausgegeben
auf Veranlassung
des Königlichen Ministerii der geistlichen, Unterrichts- und Medizinal-Angelegenheiten.

Berlin 1820.
Gedruckt bei G. Reimer.

Das einzig sichere Zeichen, wodurch der wirkliche Tod sich vom Scheintode unterscheiden läßt, ist der Uebergang des Körpers in Fäulniß, die sich durch die grüne Farbe des Bauchs zu erkennen giebt. Jeder anscheinend todte Mensch, bei dem dies Zeichen fehlt, und der nicht entweder so bedeutend verwundet ist, daß sich an seinem Tode nicht weiter zweifeln läßt oder von Sachverständigen für wirklich todt erklärt worden ist, muß als Scheintodter betrachtet werden, und es ist Pflicht, seine Wiederbelebung nach Anleitung der folgenden Vorschriften ungesäumt zu versuchen.

Allgemeine Vorschriften.

§. 1. Vorbereitung für die Versuche zur Wiederbelebung.

1. Sobald ein Verunglückter entdeckt wird, muß ein Arzt oder Wundarzt gerufen werden, der theils das Rettungsgeschäft leitet und ergänzt, theils die nachherige Behandlung des Geretteten bestimmt. Bis zu seiner Ankunft wird nach den Vorschriften verfahren, die hier gegeben werden.

2. Alle zusammenpressende Kleidungsstücke, Halsbinden, Schnürleiber u. dergl. müssen sogleich vorsichtig gelöset werden.

3. Ist es zur bessern Hülfsleistung nöthig, den Verunglückten zu transportiren, so muß

dies mit der möglichsten Vorsicht geschehen, und es ist deshalb besser, daß er getragen, als daß er gefahren wird.

Die Unterlage muß weich seyn, und der Kopf und Oberleib höher liegen als der übrige Körper. Das Aufheben, so wie das Niederlassen oder Herabnehmen des Körpers muß sanft geschehen, und alles Ziehen und Schütteln vermieden werden.

4. Im Sommer und bei günstigem Wetter werden die Versuche unter freiem Himmel, bei unfreundlicher Witterung aber und im Winter in einem Zimmer angestellt. Dieses muß geräumig, hell, mäßig warm, trocken und ohne Dunst seyn, es dürfen sich keine glühende Kohlen darin befinden, und damit immer frische Luft hereintreten kann, müssen ein Paar Fenster offen bleiben, ohne daß jedoch Zugluft entsteht.

5. Fünf thätige Personen sind, wenn sie von gutem Willen beseelt, und sonst anstellig und geschickt sind, hinreichend, um alle erforderliche Hülfe zu leisten. Sind ihrer mehr, so sind sie einander nur im Wege, und es entsteht außerdem der Nachtheil, daß die Luft

schneller verdorben wird, deshalb müssen auch alle müßige Zuschauer entfernt werden.

6. Der Tisch oder das Bette, worauf der Verunglückte gelegt werden soll, muß so stehen, daß man von allen Seiten bequem dazu kommen kann.

7. Ist im Orte kein Rettungskasten, so müssen folgende Dinge aufs schnellste besorgt werden:

1) ein Blasebalg, den man erst rein ausbläset, damit weder Staub noch Asche darin bleibt;
2) einige wollene Decken;
3) mehrere wollene Tücher;
4) eine Klystierspritze;
5) warmes und kaltes Wasser;
6) Wein, Branntwein, Hoffmannstropfen;
7) guter Essig;
8) Salmiak-Spiritus;
9) gestoßener Senf;
10) mehrere scharfe und weiche Bürsten;
11) gewürzhafte Kräuter, als Chamillen, Fliederblumen, Pfeffermünz- oder Melissenkraut;
12) eine Badewanne.

8. Während einige Personen diese Vorbereitungen übernehmen, beschäftigen sich andere mit dem Verunglückten. Dieser wird so schnell als möglich, doch vorsichtig, entkleidet, die Kleidungsstücke, die sich nicht leicht abziehen lassen, werden abgeschnitten, dann bringt man ihn ins Bett oder auf den Tisch, auf eine weiche Unterlage, legt die wollenen Decken über, und reinigt Mund und Nase von Schleim oder Unreinigkeiten mit einem Schwamme oder mit einem um den Finger gewickelten Läppchen.

§. II. Von den Mitteln zur Wiederbelebung, die bei allen, oder doch bei den meisten Scheintodten angewendet werden müssen.

Da das Leben ohne Athmen und Wärme durchaus nicht bestehen kann, und beides im Scheintode mangelt, so muß man es auf eine künstliche Weise zu ersetzen suchen. Das Geschäft der Wiederbelebung ist demnach dreifach:

A. Ersetzung des natürlichen Athemholens.

B. Erwärmung des Körpers.

C. Anwendung solcher Mittel, die den verlöschenden Lebensfunken wieder anfachen.

1. Von der Ersetzung des natürlichen Athemholens oder dem Lufteinblasen.

Die einfachste Art, Luft in die Lungen einzublasen, besteht darin, daß ein Mensch von starker Brust seinen Mund auf den Mund des Verunglückten fest andrückt, die Nase desselben zuhält, und den Athem in kurzen Stößen ausbläset. Da aber jede ausgeathmete Luft warm und zum Theil schon verdorben ist, so ist es besser, mit einem Blasebalge Luft einzublasen. Diesen bringt man, nachdem die Mündung des Rohrs mit einem weichen nassen Läppchen bedeckt ist, in das eine Nasenloch, und bläset die Luft langsam aus, während ein Gehülfe das andre Naseloch und den Mund zuhält, und den Kehlkopf (Adamsapfel) mit Behutsamkeit etwas zurück, das heißt, nach innen drückt, damit die Luft nicht, statt in die Luftröhre, durch den Schlund in den Magen tritt, und so nicht nur nicht nützlich, sondern nachtheilig wirkt.

Hebt sich die Brust nicht, so ist Schleim, oder sonst etwas hinten im Munde, was die Luft nicht durchläßt, und man muß einen kleinen Schwamm, den man an ein biegsames Stäbchen von Fischbein oder dergl. befestigt, tief in den Mund hineinstecken, um das Hinderniß wegzuschaffen. Hilft dies nicht, so ist anzunehmen, daß der Kehldeckel die Stimmritze fest verschließt, und man muß ihn dadurch zu lösen suchen, daß man die Zunge einige Male hervorzieht. Gelingt dies nicht, so ist das Lufteinblasen zu unterlassen, bis der Wundarzt ein Röhrchen durch die Stimmritze in die Luftröhre geschoben, oder den Luftröhrenschnitt gemacht hat.

Hebt sich dagegen die Brust oder der Bauch etwas, so hört man auf Luft einzublasen, läßt Mund und Nase wieder frei, und befördert den Austritt der Luft durch sanftes Herunterstreichen der Brust und Hinaufdrücken des Unterleibs nach der Brust. Hierauf bläßt man wieder Luft ein und fährt mit dem abwechselnden Einblasen und Ausströmenlassen der Luft auf die beschriebene Art so lange fort, als es nach §. III. Nro. 6. nöthig ist.

Die wirksamste Luft zur Wiederbelebung ist das Sauerstoffgas, oder die Lebensluft, und sobald sie herbei zu schaffen ist, müssen mit ihr die Versuche angestellt werden.

B. Erwärmung des Körpers.

Die künstliche Wärme muß nur um etwas weniges stärker seyn, als die Wärme des scheintodten Körpers (deshalb sind für den Erfrorenen schon Schnee und eiskaltes Wasser Erwärmungsmittel), und darf nur in dem Grade, wie der Körper warm wird, verstärkt werden.

Die Erwärmung wird bewirkt durch erwärmte Betten; Wärmflaschen; erwärmte wollene Tücher; Kruken, Flaschen, Blasen, die mit heißem Wasser gefüllt sind; Bähungen von warmem Wasser mittelst wollener Tücher; heiße Backsteine; in Tücher geschlagene heiße Asche, halb durchgeschnittene frische, noch warme Brote, warme Fuß- und Handbäder, und, wo es nur geht, ganze Bäder; durch Auflegen frisch geschlachteter Thiere, und dadurch, daß zwei gesunde, starke und junge Menschen den Verunglückten im Bette zwischen sich nehmen.

Alle Theile des Körpers müßen erwärmt werden, besonders aber die Herzgrube, die Geschlechtstheile und das Rückgrat.

Die Erwärmung der Herzgrube geschieht am besten durch warme Tücher, eine Blase mit warmem Wasser, oder durch ein halb durchgeschnittes warmes Brot, weil dieß nicht zu sehr drückt; die der Geschlechtstheile durch heiße Kruken, die man zwischen die Schenkel legt, durch Blasen mit warmem Wasser angefüllt und warme Tücher.

C. Mittel, die den verlöschenden Lebensfunken wieder anfachen.

Nro. I. Das Reiben. Es muß sanft und nie so stark geschehen, daß die Haut davon wund wird. Man nimmt dazu weiche wollene Tücher und weiche Bürsten, die man selbst in Oel taucht, wenn sie nicht weich genug sind.

Die Stellen, welche gerieben werden müssen, sind die Herzgrube, das Rückgrat, die Arme und Beine.

Nro. II. Electricität. Wenn ihre Anwendung möglich ist, darf sie nie versäumt werden. Die Schläge müssen das Herz treffen, und werden mit der Leidner Flasche gegeben.

Nro. III. Klystiere von Essig und Chamillen. Die Wärme der einzuspritzenden Flüßigkeit richtet sich nach dem Wärmegrade des Körpers, sie muß also im Anfange nur laulich, so wie der Körper aber wärmer wird, ebenfalls stärker seyn.

Nro IV. Einspritzungen in den Magen von Wein oder Brantwein, und später von Glühwein oder von einem Gemisch von warmem Wasser und etwas Brantwein. Das Einspritzen geschieht durch ein biegsames Röhrchen, welches durch den Mund, und bei geschlossenen Kinnladen durch die Nase, tief in den Schlund geleitet wird.

Die Menge und Stärke der geistigen Flüssigkeiten darf nicht zu groß seyn, und richtet sich hauptsächlich danach, ob der Scheintodte an geistige Getränke gewöhnt ist.

Nro. V. Bürsten der Fußsohlen und Handflächen mit scharfen Bürsten.

Nro. VI. Das Tropfbad und Spritzbad von eiskaltem Wasser. Das Tropfbad besteht darin, daß man von einer Höhe von 5 und mehr Fuß Wasser (allenfalls aus einer Theekanne), tropfenweise auf Kopf, Nacken, Rückgrat, Gesicht, Herzgrube und Geschlechtstheile fallen läßt.

Das Spritzbad macht man, indem man mit einer Hand- oder Klystierspritze das Wasser auf die genannten Stellen spritzt.

Nro. VII. Kalte Kopfbegießungen, während der Verunglückte im warmen Bade sitzt. Das Verfahren ist, daß sich Jemand auf einen Tisch neben der Badewanne stellt, und 5 und mehr Eimer Wasser hintereinander auf den Kopf des Scheintodten gießt.

Nro. VIII. Kalte Umschläge auf den Kopf. Man legt doppelt oder vierfach zusammengeschlagene leinene Tücher, die man in kaltes Wasser getaucht hat, auf den Kopf, und erneuert sie, sobald sie etwas warm werden.

Nro. IX. Peitschen mit Brennesseln.

Nro. X. Niesemittel, Schnupftaback, Zwiebelsaft, Meerrettigsaft, Salmiakspiritus in oder vor die Nase gebracht.

Nro. XI. Kitzeln des Schlunds mit einer Feder, besonders wenn sie mit Salmiakspiritus befeuchtet ist.

Nro. XII. Einwickeln der Füße in Senfteig.

Nro. XIII. Tröpfeln von Siegellack oder Pech auf die Haut, Brennen mit dem glühenden Eisen.

Nro. XIV. Stechen mit Nadeln unter die Nägel.

Nro. XV. Tropfbad von kochendem Wasser auf die Brust.

Nro. XVI. Aufsetzen großer Schröpfköpfe auf Brust und Bauch.

§. III. Allgemeine Vorschrift und Ordnung in der Anwendung dieser Mittel.

1. Die Anwendung der Mittel muß mit Ruhe und ohne Uebereilung geschehen, auch so

lange fortgesetzt werden, bis sich Spuren des Lebens äußern, oder die vollständige Ueberzeugung erlangt ist, daß keine Hülfsleistung mehr die Wiederbelebung bewirken kann.

2. Ein zu stürmisches Verfahren ist schädlicher als ein zu langsames.

3. Wenn alle Gehülfen vorhanden sind, so vertheilen sie die einzelnen Hülfsleistungen unter sich dergestalt, daß zwei das Reiben, zwei das Lufteinblasen übernehmen, und der fünfte die sonst nöthige Hülfe leistet.

4. Das erste Geschäft muß seyn, Luft einzublasen; erst wenn die Lungen dadurch erweitert sind, fängt man die Erwärmung und stufenweise auch das Reiben an. Aeußern sich hierauf Lebenszeichen, so ist der Zeitpunkt vorhanden, wo man nach einander, wenn eins nicht schon hinreichend wirkt, Klystiere, Einspritzungen in den Magen, Electricität, Niesemittel, Tropfbad, Spritzbad, kalte Begießungen und Umschläge auf den Kopf, Bürsten der Fußsohlen und Kitzeln des Schlundes anwenden muß. Dieselben Mittel versucht man auch, wenn die ersten gelindern Belebungsversuche eine halbe oder ganze Stunde ohne

Erfolg

Erfolg geblieben sind. Wird das Leben dadurch noch nicht erweckt, so nimmt man seine Zuflucht zu Nro. IX. XIII. XIV. XV. XVI. ad C. des §. 2.

Anmerk. Hier sowohl, als bei den folgenden Vorschriften ist durch die Folge der allegirten Nro. auch die Ordnung bestimmt, in der die verschiedenen Arten der Belebungsversuche auf einander folgen müssen.

5. Der Scheintodte darf nicht anhaltend und ohne Noth entblößt werden.

6. Das Lufteinblasen wird so lange fortgesetzt, bis das natürliche Athemholen sich wieder einfindet, welches man demnächst nur, wenn es zu schwer vor sich geht, durch Lufteinblasen von Zeit zu Zeit befördert.

7. Die Erwärmung wird so lange fortgesetzt, bis der Verunglückte sich völlig erholt hat. Hat man ihn in ein Bad gebracht; so muß man ihn durch vorgehaltene Tücher vor dem Einathmen der Wasserdämpfe schützen.

8. Nach dem Tropfbade und den andern Bädern muß er sogleich mit warmen Tüchern abgetrocknet werden.

9. Die Klystiere werden alle halbe oder auch Viertelstunden wiederholt.

10. Ehe der Wiederbelebte nicht schlucken kann, darf man ihm nichts einflößen. Hat er sich aber so weit erholt, daß er zu schlucken anfängt, so giebt man ihm eine Tasse warmen Flieder-, Chamillen- oder Melissenthee mit 20 Tropfen Hoffmanns-Liquor oder einen Löffel Wein oder Essig.

11. Stellen sich mehrere Lebenszeichen ein, so darf man die Versuche nicht einstellen, sie aber auch nicht eilfertiger betreiben, und nur wie die Lebenszeichen stärker werden, läßt man damit allmählig nach, bis sie gar nicht mehr nöthig sind.

12. Wenn vier bis sechs Stunden lang alle Versuche ohne Erfolg gewesen sind, so kann man sie vor der Hand aussetzen, und von dem immittelst herbeigeholten Arzte die Bestimmung erwarten, ob sie wieder anzufangen sind.

13. Sind die Belebungsversuche ohne Erfolg angewendet worden, so läßt man den

Verunglückten noch 24 Stunden warm zugedeckt im Bette liegen, oder bedeckt ihn mit warmer Asche oder Pferdemist, um von Zeit zu Zeit noch einzelne Rettungsversuche anzustellen.

14. Sind dagegen die Belebungsversuche gelungen, und fühlt der Gerettete Neigung zum Schlaf, so überläßt man ihn der ungestörten Ruhe, läßt aber jemand bei ihm, der auf die etwa eintretenden nachtheiligen Veränderungen seines Zustandes aufmerksam ist.

Specielle Vorschriften für die Behandlung nach der besondern Art des Unglücksfalles.

I. Ertrunkene.

1. Das Verfahren, den Ertrunkenen auf den Kopf zu stellen oder über ein Faß zu rollen, um das verschluckte Wasser herauszuschaffen, ist unnütz, weil nicht das verschluckte Wasser die Ursache des Scheintodes ist, sondern der Mangel an Luft, und nachtheilig, weil das Verfahren zu gewaltsam ist, und keine Art des Scheintodes eine so zarte und vorsichtige Behandlung fordert, als diese.

2. Ob ein Aderlaß nöthig ist, wird der Wundarzt aus dem aufgetriebenen, braunrothen Gesichte abnehmen; indeß sind dieß die seltnern Fälle.

3. Die Behandlung geschieht in der Ordnung, wie sie §. III. 4. angegeben ist.

4. Ist der Ertrunkene zugleich erfroren, so wird er zuerst als Erfrorner behandelt.

II. Erfrorne.

1. Da die vom Frost erstarrten Glieder leicht brechen, so muß man beim Handhaben des Körpers sehr vorsichtig seyn.

2. Nachdem man den Körper des Erfrorenen zur Behandlung vorbereitet hat, bedeckt man ihn überall einen halben Fuß hoch mit Schnee, und läßt bloß Mund und Nase frey. So wie der Schnee an einer Stelle schmilzt, legt man gleich wieder frischen auf. Fehlt es an Schnee, so hilft man sich mit Tüchern, die man in kaltes Wasser, welches man durch gestoßenes Eis noch kälter macht, taucht; oder man legt den Körper ganz in kaltes Wasser.

3. Ist er nun aufgethaut, sind die Glieder beugsam und beweglich, so bläset man ihm Luft ein, und reibt ihn mit Schnee oder Tüchern, die in kaltes Wasser getaucht sind.

4. Wird er warm, oder zeigen sich Lebenszeichen, so trocknet man ihn ab, und legt ihn in einem ungeheizten Zimmer in ein mäßig

erwärmtes Bette. Nun bläset man wiederum Luft ein, giebt ein lauwarmes Klystier, und wendet Fuß- und Handbäder an, die ebenfalls nur lauwarm seyn müssen.

5. Hat der Verunglückte sich so weit erholt, daß er schlucken kann, so giebt man ihm eine Tasse Thee mit Essig. Der Thee darf aber nicht sehr warm seyn, weil sonst leicht Brandblasen im Munde entstehen.

6. Sehr leicht zeigen sich überhaupt hinterher Entzündungszufälle, deren Behandlung dem Arzte überlassen bleibt.

7. Wenn nach dem Aufthauen die Erscheinungen des Lebens nicht bald eintreten, so wendet man an Nro. IV. V. VI. II. X. XI. Hat man diese ohngefähr eine Stunde vergebens angewandt, so geht man über zu Nro. IX. XIII. XIV. XV. XVI.

Anmerk. Wer gezwungen ist, sich lange in der Kälte aufzuhalten, schützt sich am besten vor dem Erfrieren des Gesichts, der Hände und Füße, wenn er diese Theile mit Fett, besonders mit Gänsefett bestreicht.

III. Erwürgte und Erhängte.

1. Vor allem muß die Lösung des Bandes um den Hals sogleich vorgenommen werden.

2. Beim Abschneiden und Herabnehmen muß man ganz besonders dafür sorgen, daß der Körper nicht fällt.

3. Ist die That eben geschehen, so bewirkt man die Rückkehr des Lebens oft bloß durch Besprengung des Gesichts mit kaltem Wasser, durch Zufächeln kalter Luft, durch kalte Umschläge auf den Kopf und Bürsten der Fußsohlen.

4. Hilft dies nicht, oder wird der Körper erst, nachdem er schon kalt geworden ist, angetroffen, so muß man aus der innern Halsblutader, oder wenn dies nicht möglich ist, aus einer andern Ader ½ bis 1 Pfund Blut lassen, und das Fließen desselben durch warmes Wasser befördern. Kömmt kein Blut, so muß man dennoch die Ader verbinden, damit nachher bei wiedererwachtem Leben keine Verblutung entsteht.

Nur wenn der Scheintodte sehr schwach, alt und abgelebt ist, muß die Aderöfnung un terbleiben, und durch 6 bis 12 Blutigel oder blutige Schröpfköpfe auf die Stirn, hinter die Ohren und im Nacken ersetzt werden.

5. Hierauf bläset man Luft ein, und fängt die Erwärmung und das Reiben an. Damit verbindet man warme Fuß- und Handbäder, Peitschen mit Brennesseln, Einwickeln der Füße in Senfteige und Klystiere. Dann Nro. IV. V. VI. VII. XI. XIII. XIV. XV. XVI.

6. Kömmt der Scheintodte wieder zu sich, so giebt man ihm eine Tasse Thee mit Essig, Wein oder 20 Tropfen Hoffmanns-Liquor.

7. Wird er wieder schwindelig und betäubt, so macht man kalte Umschläge auf den Kopf.

IV. Erstickte.

Der Tod des Erstickens erfolgt durch zu langen Aufenthalt in Behältnissen, wo die Luft verdorben ist, z. B. durch Kohlendunst, frische Oelfarbe, frischen Anstrich mit Kalk, Ausdünstungen von Blumen, Früchten, Wurzeln, frischem Heu und Hopfen in lange verschlossen gewesenen Zimmern, in Kellern, wo Bier oder Most gährt, in Gruben, wo Pflanzen oder thierische Theile faulen, in Kloaken, in tiefen Brunnen und Schachten.

1. So lange noch ein Licht in dergleichen Behältnissen verlöscht, ist es gefährlich, sich hinein zu wagen.

2. Ehe sich daher Jemand in ein solches Behältniß begiebt, um einen auf diese Art Verunglückten aus dem gefährlichen Orte wegzuschaffen, muß die Luft in demselben erst dadurch gereinigt werden, daß man Wasser, besonders Kalkwasser, in Menge hinein schüttet, brennende Strohwische hineinwirft, und Schießpulver darin abbrennt.

3. Der Retter muß einen mit Essig oder verdünntem Salmiakgeist angefeuchteten Schwamm in den Mund nehmen, und nach Beschaffenheit des Behältnisses, in das er sich begeben will, sich einen starken Strick um den Leib binden, auch einen andern an der Hand befestigen, um das Zeichen geben zu können, wenn er herausgezogen seyn will.

4. Ist der Verunglückte in die für die Rettungsversuche passende Lage gebracht, so treibt man erst die schädliche Luft aus den Lungen, indem

man die Brust abwärts und den Bauch aufwärts drückt.

5. Hierauf übergießt man ihn einigemal mit kaltem Wasser, reibt Gesicht und Brust wiederholt mit kaltem Essig, läßt ihn zur Ader, wenn das Gesicht sehr aufgetrieben und braun ist, und die Adern vom Blute strotzen, wendet nach einander Nro. VI. VII. VIII. III. IV. V. XI. und XII. an, und bläset mit einem Blasebalge Luft ein.

6. Stellen sich Lebensäußerungen ein, so wird er abgetrocknet und erwärmt, von Zeit zu Zeit aber noch im Gesicht mit kaltem Wasser oder Essig bespritzt.

7. Hat er sich noch mehr erholt, so giebt man Fliederthee mit Essig, oder einige Löffel guten Wein oder Glühwein.

8. Haben diese Versuche nichts gefruchtet, so geht man über zu Nro. XIII. XIV. XV. XVI.

V. Vom Blitz Erschlagene.

1. Man bringt den vom Blitz leblos gewordenen sogleich in die frische Luft, und bereitet ihn zu den Versuchen vor.

2. Dann spritzt man ihm kaltes Wasser ins Gesicht, wendet Nro. VII. II. IV. X. XI. und kalte Klystiere an, und reibt ihm Brust. Gesicht und Schläfe mit Brantwein.

3. Kommt er zu sich, so giebt man ihm Wein oder Hoffmannstropfen mit Wasser.

4. Kehrt hiernach das Leben nicht zurück, und hat man dem Unglücklichen nicht gleich, nachdem ihn der Blitz traf, zu Hülfe kommen können, so bläset man Luft ein, und fängt das Reiben an. Hilft dies nicht bald, so bringt man ihn in ein Erdbad, indem man den ganzen Körper mit Ausnahme des höher zu legenden Kopfs 1 bis $1\frac{1}{2}$ Fuß hoch mit lockerer Erde bedeckt.

VI. Nach einem Falle Leblosscheinende.

Man legt sie mit etwas aufgerichtetem Kopf und Oberleib auf ein weiches Lager, besprengt das Gesicht mit kaltem Wasser, wendet das Tropfbad auf den Kopf an, und giebt ein Klystier. Die weitere Behandlung muß der Arzt bestimmen.

VII. Scheintodtgeborene Kinder.

a) Sieht das Kind blaß und schwächlich aus, so behandelt man es auf folgende Art:

1. Zuerst reinigt man Mund und Nase von Schleim, indem man mit dem Finger, um welchen man ein feines Leinwandläppchen gewickelt hat, tief in den Mund und Hals greift, und mit dem Bart einer Feder die Nase auswischt.

2. Dann bringt man das Kind, das man in solchen Fällen nicht von der Nachgeburt trennen muß, zumal wenn diese ebenfalls schon geboren ist, mit ihr zugleich in ein warmes, mit Wein oder etwas Brantwein versetztes Bad, so daß es, das Gesicht ausgenommen, ganz im Wasser liegt, bläset, zuerst ohne die Nase zuzuhalten, Luft ein, um allen Schleim vollends weg zu schaffen, und erst, wenn kein Schleim mehr heraus kömmt, drückt man sie beim fernern Lufteinblasen zu.

3. Das Lufteinblasen muß in kleinen Absätzen geschehen, und nach jedesmaligem Einblasen muß man die Brust gelinde zusammen=

drücken. So wie das Kind anfängt zu athmen, muß man es durch vorgelegte Tücher vor dem Einathmen der Wasserdünste schützen.

4. Kömmt es noch nicht zu sich, so reibt man Kopf, Brust und Rücken mit der flachen Hand, giebt ihm mit der Hand gelinde Schläge vor den Hintern, nimmt es von Zeit zu Zeit aus dem Bade, und bewegt es, indem man es auf den Armen schaukelt, in der Luft lebhaft hin und her.

5. Zugleich bespritzt man Gesicht und Brust mit Wasser, läßt Wasser mit etwas Brantwein vermischt von 2 und mehr Fuß Höhe tropfenweise auf Brust und Herzgrube fallen, und giebt ein Klystier von Wasser mit Seife, Wein oder wenig Brantwein.

6. Hilft dieß noch nicht, so bringt man einige Tropfen Wein oder Hoffmanns-Liquor auf die Zunge und Lippen des Kindes, hält eine zerschnittene Zwiebel, Meerrettig, oder die mit Salmiakgeist bestrichene Hand ihm vor die Nase, und reibt den Körper etwas stärker mit Tüchern, die mit Wein, Brantwein, oder Salmiakgeist befeuchtet sind.

b) Sieht das Kind dunkelroth und blau aus, so verfährt man auf folgende Art:

1. Man durchschneidet die Nabelschnur, läßt 1 bis 2 Eßlöffel Blut ausfließen, bringt es in warme Tücher gewickelt vorsichtig in frische Luft, die aber nicht zu kalt seyn darf, und bespritzt Kopf und Brust mit kaltem Wasser.

2. Kömmt das Kind hierdurch nicht zu sich, so verfährt man wie vorher bei a) angegeben ist.

VIII. Erdrückte Kinder.

Man entkleidet sie sogleich, wickelt sie in warme Tücher, bringt sie in frische Luft, und verfährt mit ihnen wie vorher unter VII. b) gelehrt ist.

IX. Scheintodte Betrunkene.

Man sucht sie erst durch Bespritzen und Begießen mit kaltem Wasser zu sich zu bringen, und flößt ihnen dann so lange lauwarmes Wasser ein, bis sie sich erbrechen. Dann giebt man ihnen abwechselnd Essig und schwarzen Kaffee.

X. Von wüthenden Thieren Gebissene.

1. Man muß das Thier nicht gleich tödten, sondern wenn es möglich ist, und ohne

Gefahr geschehen kann, es einfangen, um sich zu überzeugen, ob es wirklich toll ist, oder nicht.

2. Das Bluten der Wunde darf nicht gestillt, sondern muß durch warmes Wasser befördert werden.

3. Die Wunde muß ausgeschnitten, mit Schießpulver oder einem glühenden Eisen ausgebrannt, und sehr lange in Eiterung gehalten werden.

4. Die fernere Behandlung muß dem Arzte übertragen werden.

XI. Epileptische.

Man legt sie so, daß sie sich bei ihren Krämpfen keinen Schaden thun, und entfernt alle Kinder und junge Weiber aus ihrer Nähe.

Das Aufbrechen der Daumen ist eine unnöthige und unzweckmäßige Bemühung, denn sie gehen und bleiben nicht eher offen und los, als bis der Anfall zu Ende ist.

XII. Vergiftete.

1. Durch scharfe Gifte, als: Arsenik (Fliegenstein), Grünspan, Sublimat.

Man giebt zuerst viel laues Wasser, bis starkes Erbrechen erfolgt ist, dann läßt man Oel, Milch, Seifenwasser, Eyweiß, Haferschleim trinken, und ruft aufs schnellste einen Arzt herbei.

2. Durch betäubende Gifte, wie Bilsenkraut, Schierling, Wolfskirschen (Belladonna), Opium, Schwämme, Pilze u. s. w.

Zuerst sucht man wie im vorigen Falle Erbrechen zu erregen, dann giebt man abwechselnd und oft schwarzen Kaffee und Essig, sowohl durch den Mund, als vermittelst Klystiere, und hält sich auch hier an den Rath des Arztes.

3. Durch Säuren, Scheidewasser, Vitriolöl, Salzsäure u. s. w.

Man läßt sogleich viel Wasser trinken, und hierauf Seifenwasser oder Kreide, in Wasser zertheilt, so oft als möglich nehmen, und erwartet die fernere Hülfe vom Arzte.

FSC
www.fsc.org
MIX
Papier | Fördert
gute Waldnutzung
FSC® C083411

Zeitfracht Medien GmbH
Ferdinand-Jühlke-Straße 7
99095 Erfurt, Deutschland
produktsicherheit@kolibri360.de